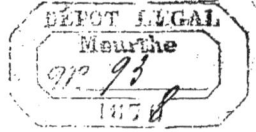

DE LA NATURE

DES

TROUBLES MUSCULAIRES

DANS LA

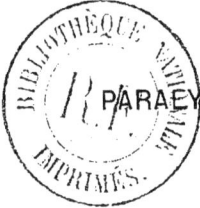

PARALYSIE GÉNÉRALE DES ALIÉNÉS

PAR

LE Dr J. CHRISTIAN

MÉDECIN EN CHEF DE L'ASILE DE MARÉVILLE

⎯⎯⎯⎯

La maladie que l'on appelle *Paralysie générale des aliénés*, décrite pour la première fois il y a une cinquantaine d'années, a été considérée par les premiers observateurs comme étant une affection de nature paralytique : d'où le nom qu'ils lui ont donné et qui lui est resté.

On a bien vite reconnu, il est vrai, que cette paralysie est d'une nature toute spéciale, qu'elle est à la fois générale et incomplète et progressive. Mais, même dans les travaux les plus récents, la nature de la maladie ne fait pas question. Chacun va répétant que c'est une paralysie, sans se demander si l'on y trouve réellement les éléments constitutifs de toute paralysie.

Il me sera facile d'établir que ces éléments constitutifs n'existent pas, et que dans la paralysie générale des aliénés, quelle qu'en soit la durée, on n'observe à aucun moment de paralysie véritable, à moins que ce ne soit par le fait de complications tout à fait accidentelles (1).

(1) Chez les aliénés de cette catégorie, les hémiplégies complètes ou incomplètes, consécutives à des congestions cérébrales, à des accès épileptiformes, sont extrêmement fréquentes : ce ne sont évidemment que des accidents, des complications fortuites.

I.

Dans le domaine des nerfs cérébro-spinaux, on entend par *paralysie* ou *akinésie*, l'état morbide dans lequel les fibres motrices ne peuvent plus être excitées par les volitions, et par suite duquel les muscles ne peuvent plus être *volontairement* contractés (Axenfeld, Niemeyer, Jaccoud, etc.).

C'est ce que nous constatons dans l'hémiplégie consécutive à l'hémorrhagie cérébrale, que je prendrai comme type d'une paralysie de ce genre.

Le bras et la jambe paralysés pendent le long du corps comme une masse inerte, sur laquelle la volonté du malade n'a plus aucun empire. Placez votre main dans la main paralysée, le malade essayera en vain de la presser ; dites-lui de vous tendre cette main, de soulever la jambe, il aura beau vouloir, il n'arrivera à rien, il sera obligé de soulever son pied ou sa main avec la main restée saine, tout comme il ferait d'un corps étranger.

La parole elle-même est abolie, le malade ne peut proférer aucun mot, articuler aucune syllabe, quelques tentatives qu'il fasse dans ce but.

Si le malade doit guérir, vous verrez, au fur et à mesure des progrès de la guérison, la propriété contractile reparaître dans les muscles, d'abord très-faiblement et d'une manière imparfaite, peu à peu avec plus de force ; bien rarement elle revient à son état normal. Ceux qui ont été frappés d'une hémorrhagie cérébrale, même quand ils guérissent, continuent en général à traîner la jambe ; ils marchent en fauchant, le bras ne reprend pas la vigueur qu'il avait auparavant, la parole reste indistincte et embarrassée.

Que si au contraire la guérison n'a pas lieu, non-seulement le muscle restera entièrement soustrait à l'action de la volonté, mais même on le verra s'altérer dans sa structure, s'atrophier, devenir graisseux.

II.

Il en est tout autrement dans la paralysie générale. C'est du côté de la langue qu'apparaissent les premiers troubles musculaires évidents. Le malade s'exprime avec une certaine difficulté ;

il parle lentement, scandant et espaçant les syllabes; il hésite au milieu d'une phrase, d'un mot, et ne parvient à l'achever qu'après une pause plus ou moins longue. Il traîne sur certaines syllabes; il y en a qu'il répète, d'autres qu'il saute. La difficulté est surtout grande pour articuler certaines consonnes et principalement les labiales.

Mais il suffit d'observer attentivement le malade pour s'assurer que le trouble de la parole ne vient nullement de ce que les muscles nécessaires à l'articulation des sons ont cessé d'obéir à la volonté; ils se contractent avec force, mais irrégulièrement et en quelque sorte d'une manière convulsive. C'est à peu près comme dans le bégaiement: le malade veut proférer un mot, une syllabe; il fait de longs efforts; à un moment donné le son qu'il a cherché part avec force, lancé d'un jet.

Du côté des membres supérieurs, les troubles ne sont pas moins caractéristiques. Le malade devient maladroit de ses mains, il ne peut plus se livrer à aucun travail un peu délicat, son écriture est irrégulière, il ne peut plus dessiner. S'il essaye de régler une page, il n'arrive pas à tracer une ligne droite. Enfiler une aiguille, fermer une boutonnière, remonter une montre, tout cela lui devient impossible. Plus tard, il ne peut plus même porter à la bouche sa cuiller ou son verre.

Dans les membres inférieurs le désordre est tout aussi évident, le malade marche en chancelant, en écartant les jambes, il appuie sur les talons, se penche soit en avant, soit en arrière, cherchant d'instinct à élargir sa base de sustentation. Les genoux sont affaissés, le malade se heurte au moindre obstacle. Où l'on constate le mieux l'incertitude des mouvements, c'est quand, après lui avoir fait faire quelques pas, on lui dit de tourner brusquement, il éprouve alors une peine extrême à conserver l'équilibre.

On a longuement discuté pour savoir dans quel ordre se prennent les muscles. On admet généralement que c'est la langue qui est la première atteinte. De là le mal s'étendrait aux membres, et, suivant les uns, d'abord aux membres supérieurs, suivant les autres, en premier lieu aux membres inférieurs.

En réalité, *l'appareil musculaire tout entier est atteint simultanément et dès le début;* c'est là un des caractères pathognomoniques de la maladie. Aussitôt que l'on constate l'embarras de la parole, on peut constater la gêne dans les mouvements du bras et dans ceux du membre inférieur. Seulement, dans les membres, ces troubles du début sont peu apparents ; tandis que dans l'appareil musculaire si délicat de la langue, la moindre déviation fonctionnelle est évidente.

C'est à cette période de la maladie, alors que les troubles musculaires sont encore peu apparents, que le délire est le plus expansif et que l'aliéné conçoit et cherche à exécuter les projets les plus extravagants. En proie à une activité dévorante, il fait, sans fatigue, des courses de plusieurs lieues ; il est sur pied jour et nuit, il crie, il déclame, il chante. Tout ce qui est à sa portée, il le brise, il le détruit, et ce n'est pas trop des efforts réunis de plusieurs hommes vigoureux pour le maintenir. Déjà, à cette période, il peut y avoir des incontinences ou des rétentions passagères d'urine et de matières fécales.

Il est clair qu'à cette phase initiale, il n'y a pas akinésie. Non-seulement le malade *veut* ce qu'il fait, mais l'appareil musculaire tout entier obéit à sa volonté avec une vigueur tout à fait insolite. Il n'y a que de l'*ataxie*, c'est-à-dire un défaut de coordination dans les mouvements. Et ce qui peut-être donne à cette ataxie son caractère tout à fait spécial, c'est cet autre symptôme, également constant dans la paralysie générale, mais dont je ne veux pas m'occuper actuellement, je veux dire le *tremblement fibrillaire* des muscles.

III.

Voici donc établi ce premier point que, dans la paralysie générale au début, il y a, non pas *akinésie*, mais simplement *ataxie*. A vrai dire, ce n'est pas là une vue nouvelle, car c'est ce que Bouillaud avait déjà démontré en 1846, et je ne puis m'expliquer que cette opinion, si juste et si exacte, soit tombée dans l'oubli, d'où elle n'a été tirée par Jaccoud qu'il y a quelques années à peine.

Mais cette première période d'ataxie, que l'on pourrait appeler la période d'excitation, ne se prolonge guère au delà de quelques semaines ou quelques mois ; à mesure que le mal progresse, que l'intelligence s'affaiblit, le malade devient de moins en moins apte à agir. Il arrive un moment où il ne peut plus se tenir debout, où il reste cloué sur un fauteuil ou sur son lit ; il maigrit, quoique l'appétit soit conservé ; il ne trouve plus que quelques rares paroles à bégayer. Complétement gâteux, il se couvre d'eschares, et, comme une masse inerte, il gît sur sa couche, jusqu'à ce que la mort vienne mettre un terme à sa triste existence.

Or, s'il est évident que dans la première période il n'y a pas de phénomènes de paralysie, il paraît non moins évident que dans la période terminale c'est la paralysie qui a remplacé l'ataxie.

C'est ce que dit en propres termes Jaccoud :

« Lorsque les lésions encéphaliques ont progressé, lorsque, « surtout, elles ont déterminé dans le système antérieur de la « moelle, des altérations secondaires, alors la force musculaire « diminue avec la transmission volontaire; une *paralysie* inévi- « table remplace l'ataxie du début, et cette paralysie va croissant « jusqu'au jour où elle est complète ou absolue, à ce point que « le malade est immobilisé dans son lit comme une masse « inerte. » (*Paraplégies et ataxie du mouvement*, p. 622.)

Quelle étrange paralysie cependant que celle dont Marcé pouvait dire :

« Cette paralysie ne ressemble à aucune autre; ce n'est pas « uniquement l'abolition de la contractilité musculaire qui est en « jeu, puisqu'une fois assis ou couchés, ils remuent très-bien les « bras et les jambes; puisque dans les moments d'agitation, ils « retrouvent encore une fois des forces surprenantes, il s'y joint « un défaut de coordination, etc. » (*Traité des mal. ment.*, p. 426.)

Marcé était dans le vrai : cette paralysie ne ressemble à aucune autre. Mais pourquoi ? Uniquement parce qu'elle n'est pas une paralysie, même à cette période tout à fait ultime de la maladie.

Une expérience bien simple le prouve. Il suffit de donner la main à un de ces paralytiques déjà arrivé à la période avancée du marasme et de lui demander de la presser : on sera étonné de la force qu'il déploiera. J'ai eu bien souvent la main meurtrie, même par des malades qui n'avaient plus que quelques jours à vivre.

Ce même paralytique cloué sur un fauteuil, qu'il faut attacher pour l'empêcher de glisser à terre, qui ne peut ni se dresser, ni se tenir debout, on peut le voir, s'il est un peu excité, se lever et faire à grandes enjambées plusieurs fois le tour de la salle sans être soutenu par personne.

Et il n'y a pas à s'y tromper, ces mouvements sont parfaite- ment *voulus*. Le malade a conscience de ce qu'il fait. Comme il a conservé ses idées de force et de puissance, il est enchanté d'en donner la preuve, et rien n'égale sa satisfaction lorsqu'il s'imagine y avoir réussi.

Ces faits sont d'observation banale et journalière, et suffisants pour établir que la force musculaire persiste jusqu'à la fin dans la paralysie générale en même temps que la transmission volontaire.

Mais il s'agissait d'arriver à une appréciation précise, de trouver un moyen capable non-seulement de donner la mesure exacte de cette force, mais aussi d'en noter les variations.

J'essayais d'abord de faire soulever à mes malades des poids ; en augmentant progressivement le nombre de kilogrammes, je pensais arriver à savoir approximativement de quel effort maximum ils étaient capables.

Mais je dus renoncer à ce moyen ; les poids que je leur donnais, ils les soulevaient maladroitement, ils s'ingéniaient à jongler avec eux ; à chaque instant ils leur échappaient des mains et risquaient de les blesser ou de blesser leur entourage.

J'ai fini par m'arrêter à l'emploi du dynamomètre ; je me suis servi de celui de Robert et Colin, assez connu pour que je n'aie pas à le décrire (1).

En mettant cet instrument dans la main du malade, j'obtenais facilement toute la pression qu'il était susceptible de donner, car chacun mettait son point d'honneur à paraître plus fort que son voisin ; chacun, dans son délire, s'imaginait qu'il allait arriver à un résultat extraordinaire, qu'il briserait le ressort, etc.

Quelquefois je n'obtenais rien ; quand le malade avait un délire hypochondriaque, il refusait de presser le ressort, disant : « Je suis « mort, je n'ai plus de main, je n'ai plus de bras, etc. »

A certains moments enfin, et surtout vers la fin de la maladie, le trouble des idées était tel qu'il me devenait tout à fait impossible de faire comprendre au patient ce que je lui demandais. Il prenait l'instrument, le regardait niaisement, le tournait et le retournait entre les doigts, le portait à la bouche, comme un idiot ou un enfant auquel on donnerait un objet brillant. Ce qui prouvait bien que le trouble mental était seul en cause, c'est que le lendemain, quelquefois une heure plus tard, l'expérience réussissait avec la plus grande facilité. Ces mêmes malades, trop inha-

(1) C'est un ressort elliptique en acier portant un cadran sur lequel se meuvent deux aiguilles, l'une toujours mobile, l'autre fixe, n'indiquant que les maxima.

biles pour manier le dynamomètre, pouvaient au même instant me serrer fortement la main.

Ainsi appliqué, le dynamomètre ne m'a donné que la force de pression ; il ne m'a permis d'apprécier la contractilité musculaire que dans le membre supérieur. J'aurais voulu faire les mêmes recherches sur le membre inférieur, mais je me suis heurté à des difficultés telles que j'ai dû provisoirement y renoncer. Je crois pouvoir affirmer cependant que le membre inférieur donnerait les mêmes résultats que le membre supérieur. Deux choses le prouvent : l'état des muscles qui ne sont pas plus altérés que ceux du membre supérieur, et les mouvements désordonnés sans doute, mais vigoureux, dont les paralytiques restent capables.

IV.

A l'état normal, entre 25 et 30 ans, l'homme en bonne santé a une force de pression égale à 50 kilogr. Il conserve ce même degré de force jusqu'à 50 ans, âge où elle commence à diminuer. (MICHEA, article *Dynamomètre* du Dictionnaire de Jaccoud.)

Les expériences que j'ai faites sur les infirmiers de mon service m'ont donné en général des moyennes plus élevées. Il est vrai qu'il n'y a, parmi eux, que des gens vigoureux, dans la force de l'âge : c'est un personnel de choix, sous le rapport de la vigueur et de la santé. Le chiffre de 50, donné par Michea, me paraît plus près de la vérité.

Mes recherches ont porté sur 22 paralytiques : 9 étaient âgés de 30 à 40 ans ; 9, de 40 à 50 ; 4 seulement avaient dépassé la cinquantaine. Chez tous, la maladie était ancienne. J'ai pris chaque fois la force de pression à gauche et à droite, et le hasard a fait que chez mes 22 malades le côté droit s'est toujours trouvé le plus fort.

Les différences individuelles ont été considérables, comme il fallait s'y attendre. Mais elles n'ont qu'une valeur très-secondaire, puisqu'elles existent également, et au même degré, chez les individus bien portants. Ce qu'il importe d'ailleurs, ce n'est pas de savoir quelle différence il y a, sous le rapport de la force musculaire, entre deux paralytiques de même âge, mais bien d'apprécier chez un même malade les variations de la force musculaire aux différentes phases de la maladie.

Pour avoir un point de comparaison, j'avais imaginé de faire

N^os	NOMS et PRÉNOMS.	AGE	PROFESSION.	ENTRÉE.	DURÉE antérieure de la maladie.	CAUSES.	PRINCIPAUX SYMPTÔMES.	DATE.	POIDS du corps.	FORCE MUSCULAIRE au dynamomètre. Dyn. Dr.	Dyn. G.	ÉTAT ACTUEL.
1	B. (Ernest).	32	Marchand de vins.	30 janv. 1877.	Quelques mois.	Excès alcooliques et vénériens.	Embarras marqué de la parole. Délire hypochondriaque ni-tournant avec des idées de satisfaction puérile. Déchireur, malpropre, mais tranquille. Pupille droite plus dilatée.	14 avril 1877. / 13 juillet. / 27 juillet. / 11 août. / 20 septembre (alité).	kil. .... / 68.5 / 70 / 66 / 56	kil. 55 » / 32 » / 45 » / 52 » / 37 » — Moyenne. 45.2	kil. 38 » / 41 » / 35 » / 39 » / 15 » — 33.9	Mort le 24 septembre 1877 dans le marasme, escarres au sacrum, etc.
2	C. (Henri).	41	Cafetier.	6 oct. 1876.	Quelques mois.	Excès alcooliques. Syphilis avant son mariage (attaques épileptiformes). Guéri depuis 7 ans; le 1er enfant mort-né, les 2 autres bienportants. Hérédité.	Délire ambitieux, puéril; loquacité; agitation. A plusieurs reprises abcès à la joue très-longs à guérir (influence de la syphilis?). A suivi pendant plusieurs mois un traitement à l'iodure de potassium sans résultat. Pupille droite plus dilatée.	14 avril 1877. / 13 juillet. / 27 juillet. / 11 août. / 20 sept. / 27 octobre	.... / 74 » / 77 » / 82 » / 75 » /	43 » / 64 » / 53 » / 68 » / 55 » / 53 » Moyenne. 55	38 » / 47 » / 53 » / 51 » / 52 » / 40 » 46	En complète démence; maigrit et s'affaiblit quoique l'appétit soit excellent. Mort le 21 décembre 1877.
3	Co. (J.-Jacques).	53	Cultivateur.	25 mars 1877.	» »	»	Délire ambitieux, tranquille; se frotte automatiquement la tête, dont il a usé tous les cheveux. Pupille gauche plus dilatée.	26 mars 1877. / 27 juillet. / 11 août. / 20 sept. / 27 octobre (alité).	.... / 53 » / 53.5 / 51 » /	40 » / 32 » / 44 » / 32 » / 15 » Moyenne. 32.5	30 » / 20 » / 25 » / 11 » / 6 » 20.5	Alité depuis la fin de septembre. Marasme extrême, couvert d'escarres. Mort en décembre 1877.

4	Do. (Éd.)	32	Fileur de laine.	14 juin 1877.	»	»	Délire puéril, tranquille; déchireur; malpropre.	16 juin 1877. 64 » 13 juillet. 60.5 27 juillet. 60.5 11 août. 58.5 29 sept. 56 » ——— Moyenne. 19.8	19 » 16 » 21 » 10 » 22 » 13 » 21 » 14 » 16 » 10 » ——— 18.6	Très-affaibli; ne quitte plus le lit à partir du mois d'octobre. Hémiplégie incomplète à gauche. Mort le 17 novembre 1877 dans le marasme.
5	Du. (Hippolyte).	88	Chauffeur.	18 avril 1877.	»	A eu les fièvres en Afrique. Influence de la chaleur du foyer (?).	Arrêté comme vagabond à Belfort; puéril, indifférent.	25 avril 1877 .... 13 juillet. 59.5 27 juillet. 62 » 29 sept. 63.5 ——— Moyenne. 39 »	42 » 38 » 38 » 36 » 37 » 34 » 35 » 32 » ——— 35 »	État stationnaire, démence, indifférence.
6	F. (Célestin).	34	Ouvrier de fabrique.	29 juin 1877.	6 mois.	»	Délire ambitieux; puéril; indifférent.	13 juill. 1877. 48.5 27 juillet. 51 » 11 août. 50 » 20 sept. 48.5 ——— Moyenne. 45 »	23 » 25 » 56 » 48 » 45 » 48 » 54 » 44 » ——— 40 »	État stationnaire.
7	Go. (Ch.).	50	Garde de police, auparavant musicien ambulant.	10 mai 1877.	»	A 17 ans, chute sur la tête; a toujours été considéré comme un original. Grands excès avant son mariage.	Délire ambitieux. Agitation maniaque presque continuelle.	13 juill. 1877. .... 20 sept. 66 » 27 octobre. 56 » ——— Moyenne. 51 »	58 » 47 » 60 » 52 » 44 » 48 » ——— 49 »	Un peu plus calme depuis quelque temps.

N°s	NOMS et PRÉNOMS.	AGE	PROFESSION.	ENTRÉE.	DURÉE antérieure de la maladie.	CAUSES.	PRINCIPAUX SYMPTÔMES.	DATE.	POIDS du corps.	FORCE ANTÉRIEURE au dynamomètre.		ÉTAT ACTUEL.
										Dyn. Dr.	Dyn. G.	
8	Guil.	51	Journalier.	28 fév. 1877.	8 mois.	»	Délire hypochondriaque; simule des attaques nerveuses; irritable. Embarras marqué de la parole.	12 mars 1877. 13 juillet. 27 juillet. 11 août. 27 octobre.	kil. .... 58 » 62 » 62 »	kil. 32 » 38 » 59 » 46 » 49 »	kil. 18 » 29 » 29 » 35 » 30 »	État stationnaire; embarras de la parole plus marqué.
										Moyenne. 40.8	27.4	
9	H. (Ch.).	44	Ex-zouave (25 ans de service).	11 janv. 1877.	6 mois.	Excès probables.	Délire ambitieux; tranquille; indifférent.	12 mars 1877. 13 mars. 13 juillet. 27 juillet. 11 août. 20 sept. 27 octobre.	.... 64 » 64 5 62 5 64 »	29 » 37 » 40 » 36 » 38 » 44 » 40 »	28 » 26 » 36 » 43 » 36 » 37 » 37 »	S'affaiblit; tombe dans le marasme.
										Moyenne. 37.7	34.6	
10	Hey.	44	Tailleur d'habits.	26 nov. 1876.	Ancienne.	Hérédité.	Délire ambitieux; satisfaction puérile; s'est frotté la tête de façon à user tous les cheveux. Diarrhée fréquente.	12 mars 1877. 26 mai. 7 juin (recule). 13 juillet. 27 juillet. 11 août. 20 août. (couché).	.... 51 5 51 5 50 »	25 » 38 » 17 » 23 » 25 » 30 »	21 » 18 » 30 » 15 » 16 » 15 » 14 »	Mort dans un affreux marasme le 21 août 1877.
										Moyenne. 26.3	18.4	

11	J.	37	Lieutenant de dragons.	21 juin 1877.	En traitement dans un hôpital militaire depuis plusieurs mois.	En 1871, chute de cheval sur la tête.	Délire ambitieux, puéril, alternant avec le délire hypochondriaque.	22 juin 1877. 13 juillet. 27 juillet.	.... 70 » 70 »	51 » 54 » 40 »	24 » 34 » 24 »	Emporté le 7 août par une attaque épileptiforme.
								Moyennes. 48.3	27.3			
12	Job.	41	Aubergiste.	21 avril 1877.	Plusieurs mois.	A 22 ans, fièvre typhoïde ; revers de fortune à la suite de la guerre de 1870-1871. Congestion cérébrale en novemb. 1876.	Délire ambitieux ; très-agité lors de son entrée ; s'est calmé et est tombé dans une complète apathie.	9 mai 1877. 13 juillet. 27 — (mars). 11 août. 20 sept. 27 octobre.	.... 51 » 54 » 57 » 51 »	48 » 45 » 34 » 34 » 45 » 33 »	38 » 35 » 32 » 38 » 30 » 38 »	État stationnaire.
								Moyennes. 40	34.3			
13	K.	43	Brasseur.	22 mai 1877.	Quelques mois.	Hérédité. Contrariétés.	Délire ambitieux ; très-agité au début, mais se calme bientôt.	13 juill. 1877. 27 juillet. 11 août. 20 sept.	69.5 66.5 63 » 75 »	45 » 56 » 45 » 62 »	52 » 30 » 55 » 62 »	Retiré par sa famille le 20 septembre.
								Moyennes. 52.7	49.5			
14	Lang.	41	Ex-sous-officier de spahis.	26 nov. 1876.	3 mois.	Excès probables.	Délire ambitieux type : ne compte que par milliards de millions.	13 mars 1877. 14 avril. 9 mai. 26 mai. 7 juin. 22 juin. 13 juillet. 27 juillet. 11 août. 20 sept. 28 octobre.	.... 62.5 65 » 66.5 67.5	85 » 68 » 55 » 65 » 66 » 80 » 60 » 73 » 71 » 80 » 72 »	62 » 65 » 52 » 65 » 73 » 70 » 70 » 72 » 65 » 55 » 60 »	Maigrit depuis quelque temps, devient plus incohérent.
								Moyennes. 70.3	64.3			

Nos	NOMS et PRÉNOMS	AGE	PROFESSION	ENTRÉE	DURÉE antérieure de la maladie	CAUSES	PRINCIPAUX SYMPTÔMES	DATE	POIDS du corps	FORCE MUSCULAIRE au dynamomètre		ÉTAT ACTUEL
										Dyn. Dr.	Dyn. G.	
15	L.	40	Vigneron.	30 août 1876.	»	A fait la guerre de 1870-1871 et a été en captivité.	Démence enfantine; joue avec des boutons; tranquille.	12 mars 1877. 7 juin. 13 juillet. 27 juillet. 11 août. 20 sept. 27 octobre.	kil. .... 61 » 61.5 61.5 61.5	kil. 57 » 54 » 45 » 44 » 48 » 43 » 36 »	kil. 45 » 45 » 40 » 37 » 32 » 36 » 25 »	Meurt le 20 novembre dans le marasme.
								Moyenne.		46 »	37.1	
16	Lec.	36	Employé des postes.	30 mai 1876.	3 ans.	Hérédité. Syphilis.	Démence. Satisfaction puérile alternant avec des idées hypochondriaques.	12 mars 1877. 13 juillet. 27 juillet. 11 août. 20 sept.	.... 55 » 57 » 59 » 57 »	20 » 18 » 13 » 18 » 17 »	16 » 15 » 10 » 14 » 12 »	Très-affaibli, inerte.
								Moyenne.		17.2	13. 4	
17	M.	37	Capitaine d'infanterie.	24 juillet 1875.	»	»	Délire ambitieux; quelquefois agité; très-affaibli; ne comprend plus rien.	12 mars 1877. 13 juillet. 27 juillet. 11 août. 20 sept. (couché).	.... 64.5 66 » 63 » 52 »	25 » 17 » 18 » 17 » 10 »	20 » 20 » 12 » 12 » 15 »	Mort le 9 octobre 1877 dans le marasme.
								Moyenne.		16.8	15.8	

18	Mar.	57	Propriétaire	19 juin 1877.	Ancienne.	,	Incontinence d'urine. Satisfaction puérile; indifférent à tout. Pupille gauche plus dilatée.	13 juill. 1877. 27 juillet. 11 août. 20 sept. 27 octobre.	.... 60 5 57 6 60 , ...	34 , 36 , 45 , 50 , 55 , Moyenne. 46 ,	27 , 26 , 27 , 42 , 28 , 30 ,	Se soutient assez bien physiquement.
19	R.	33	Journalier.	22 juin 1877.	,	,	Agitation maniaque continuelle; criard, déchireur, gâteux.	13 juill. 1877. 27 juillet. 11 août. 20 sept.	60 , 56 5 55 5 55 5	32 , 37 , 35 , 34 , Moyenne. 35.2	28 , 28 , 26 , 20 , 26 ,	Maigrit, a eu le 25 octobre une congestion cérébrale.
20	Me.	41	Sellier.	20 mai 1876.	4 mois.	Fièvre chaude au Mexique. Excès alcooliques.	Satisfaction puérile; tranquille, indifférent.	12 mars 1877. 15 avril.	....	43 , 52 , Moyenne. 47 ,	27 , 32 , 29.5	Mort le 14 mai de congestion cérébrale.
21	St.	38	Boucher.	8 juillet 1876.	,	,	Satisfaction puérile indifférence complète.	12 mars 1877. 29 mars (rose.). 15 mai (id.).	....	35 , 30 , 15 , Moyenne. 26.6	22 , 18 , 22 , 20.6	Mort le 31 mai dans le dernier degré du marasme.
22	G.	43	Tisserand.	20 juill. 1876.	Plus d'un an.	Il y a 2 ans, coup violent reçu à la tête; événements de la guerre (a été à Metz pendant le siége).	Satisfaction puérile; indifférence complète; gâteux.	27 juill. 1877. 11 août. 20 sept.	62.5 60 , 55.5	22 , 45 , 42 , Moyenne. 36.3	17 , 27 , 22 , 22 ,	Tombe dans le marasme, ne quitte plus le lit depuis des semaines. Mort le 26 novembre.

peser mes paralytiques chaque fois que je leur mettais le dynamomètre entre les mains, les variations de poids devant me faire
connaître les progrès du marasme. J'ai remarqué que, en général,
quand le poids du corps augmentait, la force de pression augmentait également, mais souvent c'est l'inverse qui s'est produit, et
en somme il ne m'a pas été possible d'établir une relation entre
les variations de poids et les variations de force musculaire.

Il serait très-important de faire ces expériences dynamométri-
ques dès le début de la paralysie générale, et de les continuer
jusqu'à la fin. Malheureusement je n'ai guère occasion d'observer
ces malades que lorsque déjà ils sont arrivés à une période
avancée; la plupart sont atteints depuis des mois ou même des
années.

J'ai consigné dans le tableau des pages 8 à 13, les résultats que
j'ai obtenus et que je vais résumer dans les conclusions suivantes:

1. Les moyennes obtenues sont en général moindres qu'à l'état
normal: 5 fois seulement sur 44 la moyenne a dépassé 50. Il
y a donc, dans la paralysie générale, un affaiblissement réel de la
force musculaire, tel qu'on l'observe dans toutes les affections
chroniques, et encore cet affaiblissement n'est pas bien prononcé,
puisque 7 fois seulement la force dynamométrique a été au-des-
sous de 20.

2. Il n'existe aucun rapport constant entre la diminution de la
force musculaire et les progrès du marasme. Même à plusieurs
mois d'intervalle, pendant lesquels le marasme s'est accentué, le
dynamomètre donne sensiblement les mêmes résultats.

3. La maladie dite paralysie générale des aliénés n'est à aucune
période de son évolution, une affection de nature paralytique.
Jusqu'à la fin, le malade conserve la *volonté* de contracter ses
muscles et la *possibilité* de les contracter avec force.

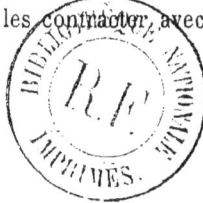

Nancy, imp. Berger-Levrault et Cⁱᵉ.

www.ingramcontent.com/pod-product-compliance
Lightning Source LLC
Chambersburg PA
CBHW050418210326
41520CB00020B/6648